Serie: **VON DER WURZEL ZU DEN ÄSTEN**

herausgegeben von

Félicie Affolter
Walter Bischofberger

TEIL IV

Gespürte soziale Interaktion

Ich spüre den andern und interagiere mit ihm

Affolter, F.
Bischofberger, W.
Flück, C.
Oreiller, M.-Cl.
Vulliamy, A.

ISBN 978-3-7883-1237-4

3. Auflage – unverändert – 2022

Druck: Esser printSolutions GmbH 75015 Bretten www.esser-ps.de

Vorwort

Diese Publikation entstand aufgrund eines Jubiläumsvortrags der APW (Arbeitsgemeinschaft Pro Wahrnehmung) im Pfalzkeller zu St. Gallen 2015 zu ihrem 40-jährigen Bestehen.

Viele Personen haben zum Gelingen dieser Publikation beigetragen, dafür möchten wir ihnen danken:

- Den Patienten und deren Angehörigen.
- Den Eltern der gesunden Kinder, von denen Videoclips in der Publikation enthalten sind.
- Valerie Narducci und Catharina Laesslé für ihre Mitarbeit am Redigieren des französischen Manuskripts.
- Cornelia Hertel für die Übersetzung des Manuskriptes ins Englische.
- Virginie Oreiller für ihre Illustrationen sowie Romain Théoduloz und Melaine-Noé Laesslé für das Korrekturlesen des französischen Manuskripts.
- Frau Edwige Ochsenbein und Alain Laesslé für die Zusammenstellung der Videoclips und die Herstellung der USB Sticks mit Schutzfunktion für die Buchpublikation.
- Nicht zuletzt Frau R. Holtzhauer vom Neckar-Verlag für ihre ständige Bereitschaft auch fremdsprachige Publikationen in ihr Rehabilitationsprogramm aufzunehmen (für die vorliegende Publikation sind eine französische und englische Version erschienen) und Frau Klimmeck für die redaktionelle Betreuung.

Dr. F. Affolter / Dr. W. Bischofberger

Inhaltsverzeichnis

Einführung

Wir leben in einer Umwelt.

Wir assimilieren ständig „etwas" aus dieser Umwelt. Dies verlangt Aktionen. Damit diese Aktionen erfolgreich sind, müssen diese sich an die Bedingungen der augenblicklichen Situation akkommodieren. Diese Assimilationen und Akkommodationen verändern die Umwelt und gleichzeitig verändern wir uns selbst. Wir sprechen deshalb von Interaktionen.

Nach Piaget (1971) sind solche Interaktionen Wurzel der Evolution, der Entwicklung und damit auch Wurzel der sozialen Entwicklung.

Sozial bedeutet „gesellig", eine Gruppe bilden. Wir sind nicht allein in einer Umwelt, wir interagieren mit Teilen der Umwelt, mit Lebewesen, aber auch mit lebloser Materie.

Ein wichtiger Bestandteil von Prozessen innerhalb dieser sozialen Umwelt ist die Kommunikation zwischen Gliedern einer sozialen Gruppe.

Damit Kommunikation in einer gewissen Situation entsteht, braucht es einen Sender, der etwas mitteilt (sendet), und einen Empfänger, der die Mitteilung empfängt. Die Rolle als Sender oder Empfänger ist auswechselbar.

Ferner notwendig ist Information. Damit Kommunikation entsteht, muss diese Information sowohl für den Sender wie den Empfänger „erkennbar" (wahrnehmbar) sein.

Kommunikation kann sehr einfach oder auch komplex sein, wir sprechen von unterschiedlichen Strukturen.

Wir unterscheiden zwei Hauptgruppen von Strukturen, solche von Signalen und solche von Symbolen. Die Struktur von Signalen entspricht einem elementaren Niveau der Kommunikation, jene von Symbolen einem komplexeren.

Für unser Problem der Anwendung bei Personen mit schwerer Einschränkung sozialer Interaktion ist die erste Gruppe von Strukturen, die von Signalen, besonders wichtig, sodass wir unsere Diskussion auf diese ausrichten werden.

1 Soziale Interaktion und das Bilden von Signalen

1.1 Soziale Interaktion direkter und unmittelbarer Art zwischen Sender und Empfänger

1.1.1 Struktur

Es gibt verschiedene Strukturen der sozialen Interaktion.

Die einfachste Struktur der direkten sozialen Interaktion enthält **zwei Pole**, die **Information austauschen**. Diese Information schließt noch keine Form ein.

Ein Beispiel für solche soziale Interaktion ist das Schwarmverhalten von Fischen und Vögeln (Horn & Gisi, 2009). Die Fische und Vögel im Schwarm stellen den ersten Pol dar. Die noch nicht organisierten Individuen stellen den zweiten Pol dar.

Das gleiche gilt für die unbelebte Natur. In Experimenten der Quantenphysik stellen zwei von einem Laser erzeugte Photonen die zwei Pole dar (Heisenberg, 1927).

Information wird von einem der beiden Pole ausgesendet, dieser Pol wird Sender genannt. Der andere Pol empfängt die Information und wird Empfänger genannt.

Die Bewegung eines einzelnen Tieres oder einer ganzen Gruppe wird gleichförmig, wie im bereits erwähnten Beispiel des Schwarmverhaltens von Fischen und Vögeln (Horn & Gisi, 2009).

Zwei Photonen – von einem Laser erzeugt – reagieren gleich, auch wenn sie kilometerweit voneinander entfernt sind: Geht ein Photon durch eine Öffnung, so geht auch das zweite Photon durch eine Öffnung, prallt das erste Photon an einem Hindernis ab, so prallt auch das zweite ab. Sie scheinen in einer Verbindung zu stehen, ohne dass sie in direktem Kontakt zueinander sind (Heisenberg, 1927).

Strogatz (2003) beschreibt, wie männliche Leuchtkäfer ihre Lichtsignale synchronisieren, d. h. wie sie so ihre Lichtsignale von einem Zustand der Unordnung in einen Zustand der Gleichzeitigkeit und Gleichförmigkeit verwandeln.

Der Sender emittiert und löst durch sein Verhalten beim Empfänger ein spezifisches angeborenes/geprägtes Verhalten aus (PORTMANN, 1950). Das Verhalten des Senders besteht in gewissen Körperpositionen, die rituelle Schemen darstellen.

Das Beispiel eines angeborenen/geprägten Rituals, wie von LORENZ (1963, 1973) beschrieben, gehört ebenfalls zu einer elementaren Stufe von Kommunikation.

1.1.2 Information

Wichtig für das Entstehen einer sozialen Interaktion ist die Information. Die Information wird, wie erwähnt, vom Sender ausgestrahlt und bildet den *Output*. Sie soll vom Empfänger empfangen werden und bildet den *Input* beim Empfänger.

Damit es zum *Input* kommt, muss der Empfänger das Verhalten des Senders entschlüsseln, als Voraussetzung muss er zum Beispiel Farben, Gerüche, Bewegungen, Töne, Vibrationen wahrnehmen.

Struktur der elementaren Interaktion

Sender	→	Empfänger
(Information ausgesendet durch das Verhalten des Senders)		(visuelle oder chemische Information des Verhaltens durch den Empfänger aufgenommen)
Output		Input

1.2 Soziale Interaktion mit Einbezug einer Form (Signal) zwischen einem Sender und einem Empfänger

Neu sind die Begriffe Form, Inhalt und Repertoire.

Der Sender, der Empfänger und die Form sind deutlich unterscheidbar. Die Form wird durch den Sender gesendet, z. B. ein Gegenstand oder ein Tonmuster.

Der Sender wählt eine Form, um einen Inhalt auszudrücken. Der Inhalt kommt aus seinem Repertoire. Der Sender sendet die Form (*Output*). Die Form wird vom Empfänger empfangen (*Input*). Der Empfänger muss ihr einen Inhalt beifügen, denn der Inhalt, d. h. die Interaktion, ist nicht in der Form enthalten. Der Inhalt wird aus dem Repertoire hervorgeholt. Diese Prozesse verursachen die größten Probleme in der Kommunikation, jene der Missverständnisse.

1.2.1 Die Formen

Der Einbezug von Formen als Mitteilung (Kommunikation) kann angeboren oder gelernt sein.

a) angeboren und wird in entsprechenden Situationen ausgelöst (oder geprägt) (siehe den Aspekt Prägung von Lorenz, 1963, 1973 und Portmann, 1950):
   - trinken/saugen an Brust,
   - die Mutter/Kind Prägung, bei Kindern geschildert von Spitz (1996),
   - die Mutter/Kind Prägung, bei Graugänsen geschildert von Lorenz (2003).

b) gelernt:
   - durch Konditionierung, so wie von Pawlow (2012) und Skinner (1973) beschrieben.
   - durch Anwendung von Gewohnheitsmustern in neuen Situationen.

Beispiele

Ich gehe mit meinem Hund spazieren. Da kommt er auf mich zu gerannt mit einem Ast im Maul, stoppt und lässt den Ast vor mir auf den Boden fallen (dies ist ein Gewohnheitsmuster). Dann schaut er mich an, wedelt mit dem Schwanz, sein Körper in Sprungposition. Seine Kommunikation: „Nimm den Ast – wirf ihn – dann kann ich ihn suchen und dir bringen."

In diesem Beispiel ist die Form der Ast. Der Inhalt ist „Ast werfen". PIAGET (1969/1945) spricht von Signalverhalten.

Weitere Beispiele für gelernte Formen sind z. B. Hundetrainig für Hirtenhunde, Blindenhunde, Polizeihunde, Lawinenhunde.

1.2.2 Formen, Inhalte und Repertoire

Signale enthalten unterschiedliche Formen zur Kommunikation gewohnheitsmäßiger *Verhaltensmuster,* so z. B. Verkehrssignale. Sie werden vom Sender an den Empfänger gesendet. Sie bestehen z. B. aus einem wirklichen oder gemalten Gegenstand oder einem Tonmuster. Sie beinhalten Interaktionen. Sie kommen aus dem Repertoire (der Speicherung, Gedächtnis) vom Sender und sollten im Repertoire vom Empfänger ebenfalls gespeichert sein und hervorgeholt werden.

Formen können als Gegenstand Teil des Inhaltes, der Interaktion, sein wie im Beispiel des Hundes. Der Ast, den er bringt, dient der Interaktion „werfen".

Struktur des Signals

Sender	→	Form	→	Empfänger
Inhalt aus Repertoire des Senders				Inhalt aus Repertoire des Emfängers

In unserm Beispiel vom „Hund mit dem Ast" ist der Hund der Sender. Er nimmt den Ast als Form (und Teil der Interaktion), bringt ihn zum Empfänger und legt ihn vor dem Empfänger auf den Boden. Der Inhalt, die Interaktion „werfen", ist nicht im Ast enthalten. Er ist jedoch im Repertoire des Hundes (Sender) wie auch im Repertoire des Meisters (Empfänger) als Gewohnheitsverhalten (Ast nehmen und fortwerfen) gespeichert.

1.2.3 Information

Die Information beim Signal wird sinnesspezifisch über einen Sinneskanal, also visuell oder auditiv oder taktil vom Empfänger aufgenommen.

In unserm Beispiel legt der Hund den Ast vor dem Meister auf den Boden; dieser nimmt ihn visuell wahr. Der Hund berührt den Meister nicht, gibt also keine taktile Information (siehe dazu **1.3 Soziale Interaktion mit taktiler Information**).

1.2.4 Bedingungen

Die Ausführung des Inhaltes (die Interaktion) durch den Empfänger erfolgt unmittelbar nach dem Empfang des Signals.

1.3 Soziale Interaktion mit taktiler Information, einbezogen Stab und Teile des Körpers des Empfängers (Standpunkt des Empfängers)

Die soziale Interaktion wird komplexer insbesondere durch den Einbezug des Standpunktes des Empfängers. Anhand zweier Beispiele versuchen wir, diese weiteren Bedingungen darzustellen.

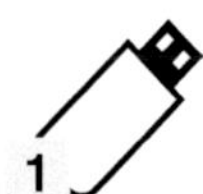

Video von Y, 11; 29 Monate

steckt Mutter Trichter zum Tönen in den Mund

Situation und Verlauf

Y 11; 29 Monate befindet sich auf dem Boden im Freien. Sie hat dort eben mit verschiedenen Gegenständen, so mit Trichtern, interagiert. Nun trinkt sie an der Brust der Mutter, in einer Hand den Trichter. Sie hält diesen plötzlich hoch und steckt ihn geschickt in den Mund der Mutter. Die Mutter bläst hinein und tönt dabei: „tuuu, tuuu". Y lächelt.

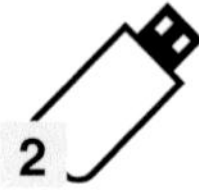

2

Video von J, 16 Monate, mit M, 2 Wochen

J bringt M Spielzeug und Kappe

Situation und Verlauf

J, 16 Monate (Sender), händigt M, 2 Wochen (Empfänger), Spielzeug aus. M liegt mit dem Rücken auf dem Boden. J legt die Gegenstände auf den Körper (Rumpf/Bauch/Hände) von M. Da M auf das Spielzeug nicht reagiert, nimmt sie dieses wieder weg. Etwas später bringt sie das Käppchen von M und berührt damit den Kopf mehrere Male.

1.3.1 Funktion

Die beiden Videos sind Beispiele einer einfachen Art sozialer Interaktion mit Formen, jener des Aushändigens. In dieser Art von Kommunikation dient ein Gegenstand als „Form". Dabei überreicht der Sender den Gegenstand dem Empfänger mit dem Ziel, dass der Empfänger damit eine vertraute Interaktion ausführt.

Der Sender gibt den Gegenstand aus seiner Hand (deshalb das Wort Aus-händigen). Es findet dabei ein Ortswechsel der Form statt. Der Sender berührt den Empfänger mit dem Gegenstand an jenem Körperteil, an dem der Empfänger die gewünschte Interaktion ausführt: dem Mund der Mutter mit dem Trichter, die Hände von M mit dem Spielzeug, den Kopf mit der Kappe. Diese Ziele bilden den „Inhalt" der Kommunikation.

Der Gegenstand, die Form, ist bei diesen Beispielen Teil der gewünschten Interaktion. Damit die Kommunikation gelingt, muss die gewünschte Interaktion im Repertoire des Senders, wie auch im Repertoire des Empfängers vorhanden sein.

1.3.2 Struktur

Beispiel Video 1

a) Y steckt den Trichter (als Form) in den Mund der Mutter. Um den Erfolg der Interaktion zu kontrollieren, benützt Y die indirekte taktile Informationsquelle zwischen Trichter und Mund der Mutter. Wir interpretieren: Sie setzt dazu den Trichter als **Stab** ein.

b) Es besteht eine deutliche **Trennung** zwischen Y als Sender, der Mutter mit Mund als Empfänger und dem Trichter als Form.

c) Y wählt den richtigen **Körperteil,** den Mund der Mutter, als Teil des Signals.

d) Indem die Mutter in den Trichter bläst, erzeugt sie den erwarteten Ton, welcher der **Inhalt** ist.

Beispiel Video 2

J (Sender) möchte M (Empfänger) Spielsachen geben. Sie berührt den Körper von M mit Gegenständen, das verlangt von ihr eine elementare Produktion:

a) J bringt die Spielsachen zusammen mit dem Körper und den Händen von M. Sie berührt den Kopf von M mit der Kappe, zieht sie ihm aber nicht an. Diese Interaktionen verlangen von J, dass sie indirekte taktile Quellen zwischen den Gegenständen und Körperteilen des Empfängers exploriert, indem sie die Gegenstände als **Stab** benützt.

b) Es besteht eine deutliche **Trennung** zwischen J (Sender), Spielsachen und Kappe (Formen) und M (Empfänger).

c) Der Sender hat Kenntnisse von den **Körperteilen** des Empfängers: Wir interpretieren, dass für J Rumpf und Hände noch eine Einheit sind, während der Kopf vom Rumpf unterschieden wird.

d) Es gibt zwei Hindernisse, eines bei M, das andere bei J. M wird durch die Gegenstände berührt, er reagiert aber nicht auf die Berührung durch das Spielzeug. Wir schließen, dass M (Empfänger) im Alter von zwei Wochen noch kein entsprechendes Repertoire für „Spielzeug" aufweist. M hat noch keinen **Inhalt** „Spielzeug". J gelingt es nicht, die Beziehung ‚Kappe um M's Kopf' herzustellen (Kappe anzuziehen). Sie löst das Problem mit der topologisch einfacheren Beziehung „Kappe zusammen mit/auf Kopf". Diese beschriebenen Schwierigkeiten der beiden Kinder sind jeweils altersgemäß.

1.3.3 Information

Beispiel Video 1

Visuell/taktile Information

Die Form, der Trichter ist sichtbar und spürbar.

Taktile Information:

Y (Sender) berührt mit der Form, dem Trichter, den Mund der Mutter (Empfänger). Dieser taktile Stimulus soll eine vertraute gespürte Interaktion sowohl beim Sender als auch beim Empfänger aus deren Repertoires hervorholen. Y, als Sender, steckt den Trichter in den Mund des Empfängers (Körperteil von ihrer Mutter). Der Sender kontrolliert dieses „ineinander" dank einer indirekten taktilen Informationsquelle zwischen Mund der Mutter und dem Trichter. Der Trichter dient dabei als Stab, durch den Y spürt, dass dieser im Mund angekommen ist. Gleichzeitig vermittelt der Trichter, als Form der Kommunikation, dem Empfänger taktile Information über die gewünschte Interaktion (einen Ton zu produzieren).

Beispiel Video 2

Visuell/taktile Information

Die Formen, Spielzeug und Kappe, sind sichtbar und spürbar.

J legt das Spielzeug und die Kappe jeweils auf den Körper von M. Mit der Berührung versucht sie dabei taktile Information über den Inhalt der Kommunikation „spiele, interagiere mit den Gegenständen" zu vermitteln. Der Misserfolg der Kommunikation ist nicht einem Mangel an Information zuzuschreiben, sondern einem Mangel an Repertoire von M infolge des jungen Alters von zwei Wochen.

1.3.4 Bedingungen

Beide Beispiele zeigen soziale Interaktionen mit Kommunikation auf mit folgenden Bedingungen:

Erste Bedingung: 2 Personen, die sich deutlich als Sender und Empfänger unterscheiden lassen, und Formen, die den Ort wechseln. Die Produktion der gewünschten Interaktion findet **unmittelbar**, nachdem die Form empfangen wurde, statt. Es handelt sich folglich beide Male um ein Signal und nicht um Sprache (Affolter, 1987; Piaget, 1969/1945).

Zweite Bedingung: In den beiden Beispielen schließt die Kommunikation **taktile Information** ein.

Um die Inhalte der Kommunikation zu senden, müssen Y und J jeweils indirekte taktile Informationsquellen zwischen dem Körper des Empfängers (Mutter von Y und Säugling M) und den Formen (Trichter, Spielzeug, Kappe) benützen. Während ihrer Interaktionen bedienen sich die beiden

Sender, Y und J, **indirekter taktiler Informationsquellen**, wobei die Form als Stab dient. Die Produktion der Interaktion, den Trichter „in“ den Mund der Mutter zu stoßen, setzt bei Y voraus, indirekte taktile Quellen in Betracht zu ziehen. Das verlangt von Y, den Trichter als STAB zu benützen. Sie hat Erfolg damit. Das Verhalten von J kann analog analysiert werden: J legt das Spielzeug auf den Rumpf/Körper von M, der auf dem festen Boden liegt. Dank des Spielzeugs als Stab kann sie die indirekten taktilen Quellen zwischen Spielzeug und Rumpf/Unterlage von M explorieren und kann so den Vollzug des Aushändigens des Spielzeugs an M feststellen.

Eine dritte Bedingung, jene des Körperteils, ist bei beiden Beispielen erfüllt:

Es gelingt Y, den für die gewünschte Interaktion unerlässlichen **Körperteil**, den Mund, beim Körper der Mutter (Empfänger) zu bestimmen. Wir interpretieren, dass Y sich damit in den Standpunkt des Empfängers versetzen kann – eine wichtige Bedingung für die soziale Interaktion.

J kann beurteilen, dass die Hände von M für die Interaktion mit dem Spielzeug wichtig sind. Dies bedeutet, dass sie unterscheiden kann zwischen Rumpf und Händen. Es gelingt J, das Käppchen mit dem Kopf zusammen zu bringen. Sie unterscheidet also zwischen Rumpf und Kopf. Wir interpretieren: Sie kann sich für diese Interaktion in den Standpunkt des Empfängers versetzen.

Eine Schwierigkeit von J tritt nachher auf. Es gelingt ihr, Spielzeug und Käppchen mit dem Körper von M topologisch in die einfache Beziehung „zusammen“ zu bringen. Beim Käppchen gelingt es ihr aber nicht, die viel komplexere Beziehung des „in/um“ herzustellen (die Kappe ist um den Kopf oder der Kopf ist in der Kappe). Diese Schwierigkeit ist altersgemäß.

Wir folgern:

Die vorher beschriebenen Leistungen von J entsprechen dem Alter, also dem körperlichen Entwicklungsstand und dem Stand der Entwicklung der topologischen Beziehungen. Diese Entwicklung kann als Voraussetzung für gespürte soziale Interaktion betrachtet werden und steht in Verbindung mit dem Wachstumsstand der Wurzel.

1.4 Soziale Interaktion mit Geschehnis, darin eingeschlossen der Standpunkt des Empfängers und die taktile Information

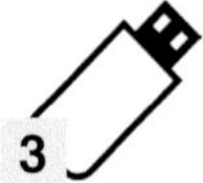

Video von A, 7 Jahre, mit C, 3 Jahre: gehen über Schnee

Situation und Verlauf

A, 7 Jahre, und C, 3 Jahre, gehen gemeinsam über den Schnee, um den Schlitten zu holen. A führt den Körper von C so, dass dieser nicht in eines der zahlreichen Schneelöcher fällt.

1.4.1 Funktion

Taktile Information wird hier eingesetzt, um eine Sequenz sozialer Interaktionen von einem Knaben zum andern zu übertragen. Um diese Sequenz von Interaktionen ausführen zu können, in der A C führt, muss sich A (Sender) in den Standpunkt von C (Empfänger) versetzen können.

Es handelt sich um die Kommunikation einer Sequenz sozialer Interaktionen mit taktiler Information zwischen zwei Knaben. Um zu verhindern, dass C in ein Schneeloch fällt, muss A (als Sender) beim Führen von C (als Empfänger) dessen Standpunkt beachten.

1.4.2 Struktur

A ist der Sender, C der Empfänger, beide gehen nebeneinander im Schnee. Der Schnee bildet die Form, der Inhalt ist die Sequenz von Interaktionen mit dem Schnee (mit dem Ziel den Schlitten zu holen, ohne in ein Schneeloch zu fallen). Dieser Inhalt hat die Struktur eines Geschehnisses, d. h. einer Sequenz von Interaktionen, die einem gemeinsamen Ziel, den Schlitten zu holen, untergeordnet ist.

1.4.3 Information

Visuelle Information

Der Schnee mit seinen zahlreichen Löchern

Taktile Information

Direkte Quellen: A (als Sender) geht über den Schnee. Bei jedem Schritt bildet er taktile Quellen zwischen seinem Fuß und dem Schnee, mit wechselnden Widerstandsverhältnissen. Er muss diese interpretieren vom Standpunkt einer Vielzahl von Aspekten, um zu vermeiden in ein Loch zu fallen. Und er muss jede neue Information interpretieren und integrieren, um seinen Körper für den nächsten Schritt vorzubereiten. Dies bedingt, dass er seinen Körper genau kennt.

Indirekte Quellen: A (als Sender) führt den Körper von C (als Empfänger). Dies verlangt, dass A sich direkten taktilen Quellen zwischen seinen Händen und dem Körper von C, den er berührt, zuwendet. Da er aber C dazu führt über den Schnee zu gehen, ohne in ein Schneeloch zu fallen, muss er sich auch indirekten taktilen Quellen zuwenden, die zwischen dem Körper von C und dem Schnee entstehen. Um dies zu ermöglichen, muss er C mit all dessen Körperteilen als Stab einsetzen, um mit ihm erfolgreich durch den Schnee zum Schlitten zu gelangen.

1.4.4 Bedingungen

Eine erste Bedingung:

Aus diesem Beispiel (Video 3) interpretieren wir erneut die Wichtigkeit der indirekten taktilen Quellen mit der Anwendung des Stabes.

Eine zweite Bedingung:

Die Komplexität des Problems von Form/Inhalt: Es handelt sich hier nicht mehr nur um eine einzelne Interaktion, sondern um eine Sequenz von Interaktionen, die auf ein gemeinsames Ziel ausgerichtet sind und folglich die Struktur eines **Geschehnisses** (Affolter & Bischofberger, 2013) aufweisen.

Eine dritte Bedingung:

Für den Erfolg der sozialen Interaktion muss der Sender sich **in den Standpunkt des Empfängers** versetzen. Dazu muss der Sender (A) nicht nur seinen Körper gut kennen, sondern auch den Körper des Empfängers (C).

Folgerungen

Diese diskutierten Beobachtungen erlauben Folgerungen zu ziehen über Vorbedingungen der gespürten sozialen Interaktion. Diese Voraussetzungen sind:

- Ein Repertoire von gespürten taktilen Interaktionen (siehe Y, 11;29 Monate, mit ihrer Mutter und J, 16 Monate, mit M, 2 Wochen).
- Eine Organisation des taktilen Inputs in Bezug auf direkte und indirekte Quellen, eingeschlossen die Anwendung des Stabes.
- Die Möglichkeit, dass der Sender den Standpunkt des Empfängers einnehmen kann. Dies verlangt, dass der Sender sowohl die Teile seines eigenen Körpers kennt (Körperschema) als auch jene des Empfängers.

(Y, Video 1, weiß, wo der Mund der Mutter ist, weiß, dass sie dort den Trichter entgegennimmt. J, Video 2, unterscheidet zwischen Rumpf und Kopf, um mit der Kappe den Kopf bei M. zu berühren.)

- Die Produktion komplexer topologischer Beziehungen. J berührt den Kopf von M mit der Kappe („zusammen/auf“), zieht sie ihm aber nicht an („zusammen/um“), was komplexer ist.

Wir fassen zusammen:

Es scheint einen Zusammenhang zwischen Leistungen der Wurzel und der sozialen Entwicklung zu geben.

Wir können annehmen, dass dabei die Entwicklung der Wurzel die Voraussetzung für die gespürte soziale Interaktion bildet, so wie Affolter & Bischofberger (2013) es beschrieben haben.

Dies ist ein entscheidender Punkt bei der Anwendung in der Behandlung, die wir im folgenden Abschnitt angehen wollen.

2 Entwicklung von Vorbedingungen gespürter sozialer Interaktion in Verbindung mit Kommunikation

Beobachtungen der Entwicklung des Kindes in den ersten Monaten (Affolter & Bischofberger, 2013) sind ein wichtiger und möglicher Weg, die Frage von Vorbedingungen für soziale Leistungen/Kommunikation anzugehen.

Diese Publikation versucht die Frage zu beantworten, was die notwendige Voraussetzung bildet für das spätere Wachstum von Ästen, wie jene von sozialen Beziehungen und Kommunikation. Wir werden bei jedem Aspekt kurz mindestens ein Video als Beispiel diskutieren.

2.1 Die Wurzel

In den ersten Lebensmonaten erwirbt das Kind gespürte Interaktionserfahrungen, die die Wurzel der Entwicklung darstellen und Vorbedingungen für das Wachstum der Äste darstellen. Diese Äste schließen soziale Interaktion und Kommunikation ein.

2.1.1 Gespürte Interaktionen zwischen Körper und Unterlage

Das Kind bewegt sich während der ersten sechs Monate fast ununterbrochen spontan, meist liegend auf einer stabilen Unterlage. Die taktile Information, die es durch diese Interaktionen zwischen Körper/Unterlage erhält, ist unerlässlich für das Kennenlernen seines Körpers und gleichzeitig seiner Umwelt. Und beides kann als Voraussetzung für soziales Verhalten angenommen werden (Affolter, 1987).

Solche gespürten Interaktionen zwischen Körper und Unterlage führen zu ersten wichtigen Differenzierungen zwischen Rumpf und Gliedern.

Bernstein (1963) erwähnt in diesem Zusammenhang die Bildung von Schaltkreisen. Durch zahlreiche Interaktionen zwischen Körper und Umwelt entsteht aus fünf unterschiedlichen Fingern die Einheit der Hand.

5 Finger	→	1 Hand

Die fünf Zehen bilden die Einheit des Fußes.

5 Zehen	→	1 Fuß

Die Hände und Füße werden zu Gliedern, die sich vom Rumpf unterscheiden.

Hände x Füße	→	Glieder

Beispiele

Video von K, 2 Wochen: 5 Finger → Hand

Situation und Verlauf

K, 2 Wochen, wird von der Mutter aufrecht auf deren Arm und am Oberkörper gehalten. Die 5 Finger der einen Hand von K kratzen/gleiten über die Schulter der Mutter, ein Finger nach dem anderen, bis alle 5 die Schulter erspüren. Dieses Muster entsteht noch und noch.

Interpretation

Dank dieser Interaktionen werden die 5 Finger immer mehr zur Hand integriert (5 Finger => Hand).

Ähnliches kann man bei den Zehen beobachten, 5 Zehen => Fuß (siehe Video T., 2 M, in Affolter, Bischofberger, Hofer & Neuweiler, 2011).

Video von K, 5 Monate: Hände x Füße → Glieder. Glieder ungleich (≠) Rumpf

Situation und Verlauf

K, 5 Monate, liegt auf dem Rücken auf dem Boden, streckt die zwei Beinchen in die Luft, ergreift die Füße mit je einer Hand (Füße x Hände), immer wieder, freudig, ausdauernd.

Interpretation

Dieses Muster (Füße x Hände) wird integriert, Finger/Hände und Zehen/Füße werden zu Gliedern (Füße x Hände => Glieder), die sich im Raum unbeschränkt (frei) bewegen können und sich vom Rumpf abgrenzen, welcher, topologisch betrachtet, mit der Unterlage durch die Schwerkraft verbunden bleibt.

2.1.2 Gespürte Interaktionen zwischen Körper, Gegenstand und Unterlage

Von 4 Monaten an werden die Interaktionen Gegenstand/Unterlage intensiver. Das Kind untersucht Flecken oder kleine Erhebungen auf der Unterlage auf ihre Wegnehmbarkeit. Das Kind nimmt wahr, dass der Fleck auch ein Gegenstand sein könnte (Affolter, 1987).

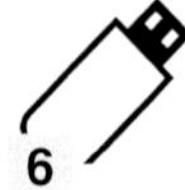

Video von K, 5 Monate: K isst Banane

Situation und Verlauf

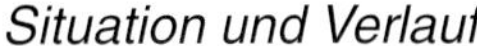

K, 5 M, auf der Babywippe, erhält von der Mutter Banane zum Essen auf einem Löffel. Eine neue Erfahrung. Sie ergreift den Löffel, welcher von der Mutter gehalten wird, führt ihn zum Mund und erspürt so diese neue Interaktion zwischen Löffel/Banane, ihrer Hand und Mund.

Interpretation

Solche Interaktionen zwischen Gegenständen/Körper (Hände/Mund)/Unterlage können als wichtige Voraussetzungen für späteres Sprechen angenommen werden (Affolter & Bischofberger, 2000/2007).

2.1.3 Vernetzungen A x B

Die Erfahrungen der Interaktionen zwischen A (Körper/Unterlage) und B (Gegenstand/Unterlage) werden intensiver und auf ein gemeinsames Ziel „das Erkunden der Umwelt“ ausgerichtet. Das erlaubt die Bildung von Vernetzungen: (A) Körper/Unterlage x (B) Gegenstand/Unterlage.

Video von J, 5 Monate: liegt auf Unterlage und ergreift Gegenstände

Situation und Verlauf

J, 5 M, liegt auf dem Bauch auf stabiler Unterlage. Sie ist umgeben von vielen Gegenständen. Sie ergreift und interagiert mit einer Pfanne auf der Unterlage. Ihr ganzer Körper, Rumpf und Glieder sind bei diesen Interaktionen mit der Unterlage und mit dem Gegenstand auf der Unterlage fast ständig in Bewegung mit Strecken, Beugen, Kratzen, darüber Gleiten.

Interpretation

Diese verschiedenen Körperbewegungen sind jeweils auf ein gemeinsames Ziel, die Interaktion mit einem Gegenstand, ausgerichtet. Sie werden stets in Referenz zur stabilen Unterlage bewertet. Im Gehirn werden die Körperteile entsprechend ihrer unterschiedlichen Bewegungen und Funktionen differenziert und zielgerichtet als Netzwerke integriert (siehe Spiegelneuronen, Gallese, Keisers & Rizzolatti, 2004).

2.1.4 In Bewegung versetzen mit Einsatz von Stab

Diese unzähligen gespürten Interaktionen der ersten Monate zwischen Körper/Gegenständen, stets verbunden mit der Unterlage, schaffen taktile Informationsquellen direkter Art zwischen Körper und der Umwelt.
Durch solche Interaktionen werden immer häufiger topologische Beziehungen zwischen Gegenstand/Unterlage und Gegenstand/Gegenstand verändert. Die dabei entstehenden Veränderungen des Widerstandes werden vom Kind indirekt dank des sogenannten Stabphänomens taktil wahrgenommen (Affolter & Bischofberger, 2013). Im Laufe der wachsenden gespürten Interaktionserfahrungen kann das Kind immer besser solche indirekten Quellen erspüren und benützen.

Es ist beispielsweise beeindruckend, ein Kind zu sehen, das einen Gegenstand als Stab nimmt, um damit einen anderen Gegenstand in Bewegung zu versetzen.

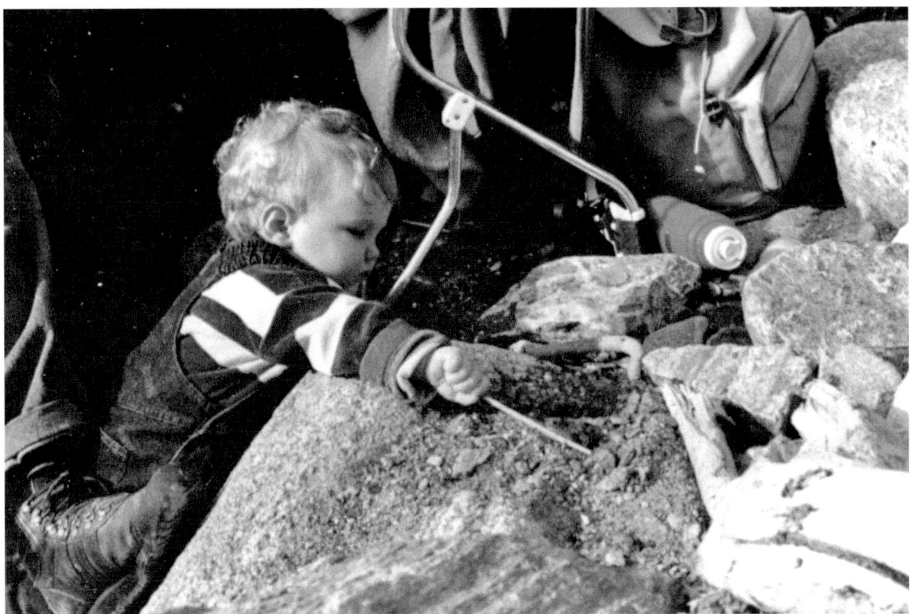

Bild 1: N, 12 M: er benutzt einen Ast als Stab

Situation und Verlauf

Die Eltern sind mit N an einem Bergbach. Eine neue Situation für N. Er ist umgeben von großen Steinen, dazwischen ist feiner Sand. N findet einen Ast, benutzt ihn als Stab so, dass er die weiche Unterlage (den Sand) zwischen den harten Steinblöcken untersuchen kann.

Interpretation

N hat entdeckt, dass er mit einem Ast etwas, das er sieht, auch berühren kann, auch wenn er das mit seinen Fingern nicht erreicht. So wird sein Explorationsraum viel umfassender. Wir interpretieren, dass er die indirekte taktile Quelle der Information entdeckt hat dank des Einsatzes vom „Stab“. Die Anwendung des Stabes gegen Ende des ersten Lebensjahres kann bei Kindern in verschiedenen Situationen beobachtet werden.

Video von C, 10 Monate: setzt mit Löffel und Pfanne Gegenstände in Bewegung

Situation und Verlauf

C, 10 M, sitzt auf oder krabbelt über den Boden, auf dem sich verschiedene Gegenstände befinden – darunter ein Esslöffel – er nimmt diesen, kriecht mit ihm zu anderen Gegenständen, berührt diese mit dem Löffel als Stab, drückt und setzt den berührten Gegenstand in Bewegung. Dieses Verhalten wiederholt er mit anderen Gegenständen noch und noch (siehe dazu auch Video in AFFOLTER & BISCHOFBERGER, 2013).

Interpretation

C ergreift einen Esslöffel (Gegenstand 1) – direkte Informationsquelle zwischen Hand/Löffel. Er berührt mit dem Löffel, als Stab, einen anderen Gegenstand 2, um den Gegenstand 2 in Bewegung zu versetzen. Dabei entsteht für C eine indirekte Informationsquelle zwischen den zwei Gegenständen, die er zur Kontrolle benützen kann.

2.2 Von der Wurzel zum Ast (gegen Ende des 2. Lebensjahres)

Um 18 Monate verfügt das Kind bereits über ein umfangreiches Repertoire an gespürten Interaktionen und wird fähig auf dem Stand der Äste zu funktionieren. Dies drückt sich im Alltag aus und zeigt sich in einer wachsenden Komplexität von Strukturen der Interaktionen.

2.2.1 Die Struktur der Wurzel, alltägliche Geschehnisse

Der Stand des Repertoires der Wurzel schließt nun alltägliche Geschehnisse ein, dies heißt – das Kind interagiert im Rahmen alltäglicher Geschehnisse. Diese bestehen aus einem Netzwerk von Sequenzen von Interaktionen zwischen Gegenständen/Personen, ausgerichtet auf ein gemeinsames übergeordnetes Ziel.

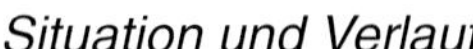

Video von M, 21 Monate: schneidet Banane

9

Situation und Verlauf

M, 21 M, geführt von der Mutter, schneidet mit dem Messer eine Banane, um diese mit ihrer Schwester zu essen. Stolz zeigt sie eine geschnittene Scheibe ihrer Schwester, um gleich darauf die Scheibe zu essen.

Interpretation

Geführt spürt M bei jedem Schnitt, dank indirekter Informationsquellen, die dabei entstehenden Widerstandsveränderungen zwischen Banane/Messer/Unterlage. Wir interpretieren: M führt eine Reihenfolge/Sequenz von Interaktionen (schneiden der Banane in Scheiben) aus, die auf ein gemeinsames Ziel (essen der Banane) gerichtet sind.

Die Interaktionen bestehen aus voneinander abhängigen topologischen Veränderungen: Messer zusammen mit Banane, dann durch die Banane, dann Scheibe trennen von Banane, Scheibe zusammen mit Unterlage usw. (siehe dazu Affolter et al., 2009).

2.2.2 Die Struktur des Astes

Das Erscheinen von Kommunikationsleistungen verlangt komplexere Strukturen der Interaktionen, statt einer Person nun mehrere, statt einem Ort deren zwei, dazu eine Unterscheidung zwischen Form und Inhalt. Damit zeigt das Kind an, dass es Leistungen erbringt, die die Struktur des Astes aufweisen. Wir wollen am Beispiel der Kommunikation kurz überlegen, was das heißt.

2.2.2.1 Die Situation der gespürten sozialen Interaktion mit Kommunikation

Die Struktur der gespürten sozialen Interaktion mit Kommunikation entspricht in unserm Modell der Struktur eines Astes: Zwei Personen, P1 und P2, sind an getrennten Orten, P1 ist der Sender, P2 der Empfänger.

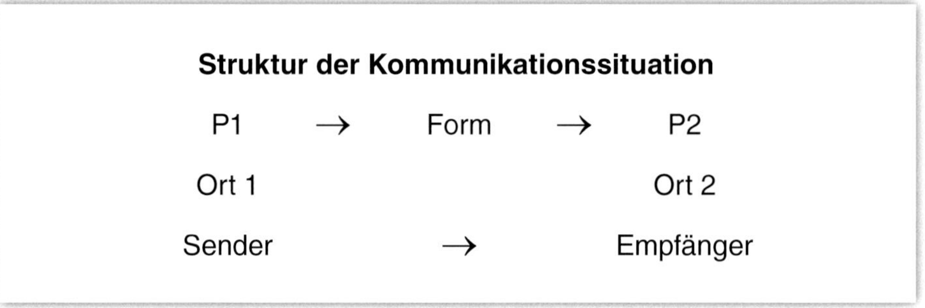

2.2.2.2 *Der Verlauf der Kommunikation*

Das Problem „Form und Inhalt“ stellt sich jetzt:

P1 (Sender) wählt einen Gegenstand als **Form**. Diese Form ist sichtbar und wird von Ort 1 zu Ort 2 zu P2 (Empfänger) gebracht. Der **Inhalt** ist nicht sichtbar und nicht in der Form enthalten. Er liegt einerseits im Repertoire vom Sender, der Person 1, andererseits im Repertoire vom Empfänger, der Person 2. Der Empfänger P2 erhält die Form und muss den Inhalt aus seinem Repertoire beifügen. Hier befindet sich das Hauptproblem der Kommunikation, da oft der Inhalt, den der Empfänger aus seinem Repertoire holt, nicht dem Inhalt entspricht, den der Sender aus seinem Repertoire geholt hat.

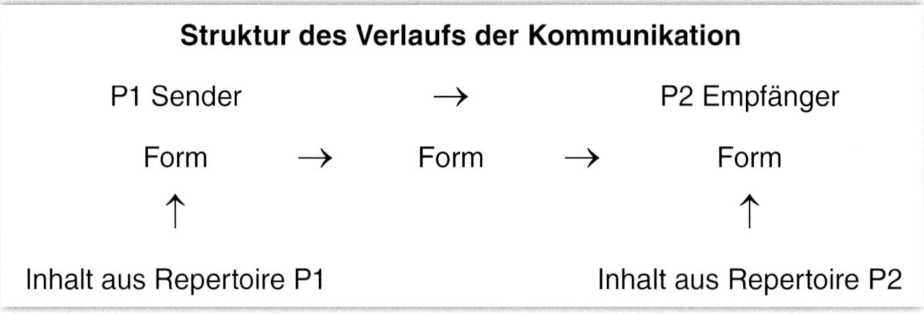

3 Anwendung

In direkter Ausweitung zur Arbeit an der Wurzel können wir ein „Aushändigen des Produktes" als soziale Interaktion beifügen, sobald das Kind/der Patient Verständnis dafür zeigt.

3.1 Die gespürte soziale Interaktion mit Kommunikation am Beispiel des Aushändigens

Eine einfache Art von Sozialleistung in der Kommunikation ist das Aushändigen. Dabei überreicht P1 einen Gegenstand einer P2, sie gibt ihn aus ihrer Hand (deshalb das Wort Aus-händ-igen) mit dem Ziel, dass P2 mit diesem Gegenstand interagiert.

Video von K, 15 Monate, Joghurt: gibt Mutter zu essen

Situation und Verlauf

Die Familie hat gefrühstückt, Joghurt aus der Schale gegessen. K, 15 Monate, interagiert mit verschiedenen Gegenständen... Nun ergreift sie den Joghurtlöffel und tippt ihn in die leere Joghurtschale, die neben ihr steht. Sie bringt ihn zum Mund der Mutter neben ihr und blickt dabei mit sichtlicher Spannung auf deren Gesicht. Die Mutter tut als ob sie esse. Mit einem Lächeln wiederholt K das „Aushändigen" mit offensichtlicher Freude.

Interpretation

Hier zeigt sich die Struktur des Astes, gültig für Kommunikation und soziale Interaktion. Der Sender (P1) ist K, der Empfänger (P2) ist die Mutter, jede an einem anderen Ort. Die Formen, Löffel in leerer Joghurtschale, dann Löffel in den Mund. Den Inhalt (Joghurt essen) entnimmt K als Sender aus ihrem Repertoire, die Mutter als Empfänger ebenfalls aus ihrem Repertoire.

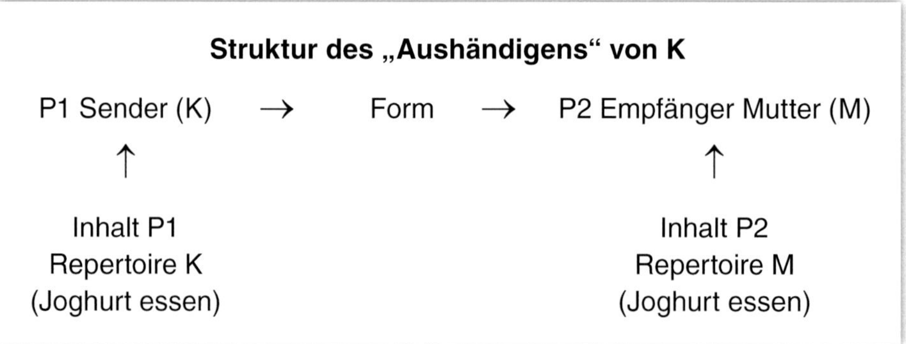

Wir haben das Beispiel von K, 15 Monate, (Video 10) gesehen, sie tut als ob sie ihrer Mutter Joghurt zu essen gäbe, und von J, 16 Monate (Video 2), die M, 2 Wochen, Spielzeug gibt.

- Repertoire von Interaktionen: siehe Video 10, K beim Aushändigen: Sie entnimmt den Inhalt ihrem Repertoire an Interaktionen, J mit M (siehe Video 2, in Kapitel 1.3.3) zeigt ebenfalls das gleiche Muster.
- topologische Beziehungen: K weiß, wo der Mund der Mutter ist, weiß, dass man dort den Joghurt entgegen nimmt beim Essen. J unterscheidet zwischen Rumpf und Kopf, aber nicht in der feineren Unterscheidung Rumpf/Hände bei M. Komplexere topologische Beziehungen gelingen J nicht, bei der Kappe ersetzt sie das „über“ durch das einfachere „zusammen“ (J berührt den Kopf von M mit der Kappe, zieht sie ihm aber nicht an).

Die folgende Diskussion bezieht sich auf komplexere Strukturen als das Aushändigen, da sie das Problem des Standpunktes einbeziehen.

3.2 Die nichtverbale gespürte Interaktion und das Problem des Standpunktes

Zwei Personen führen gemeinsam eine nichtverbale gespürte Interaktion durch (Affolter, 1987). Jede dieser zwei Personen hat dabei ihren Standpunkt. Damit die Interaktion gelingt, müssen diese Standpunkte zusammenfallen. Dies ist die Grundbedingung der gemeinsamen Interaktion.

Die jeweiligen Strukturen können von unterschiedlicher Komplexität der Umwege sein. Zu Beginn haben wir eine gemeinsame Interaktion ohne Umwege, darauf gemeinsame Interaktion mit einfachen oder komplexer werdenden Umwegen.

3.2.1 Interaktion ohne Umweg

Video von A, 9;4 Jahre, und K, 7;5 Jahre, brechen Brot

Situation und Verlauf

Ziel in unserm Beispiel ist „Brotbrechen und essen“. A, 9;4 Jahre und K 7;5 Jahre werden von der Therapeutin geführt. Sie halten, mit ihren Händen übereinander, das Brot auf der Tischplatte fest, zum Brechen bereit. Ist dieser gemeinsame Standpunkt eingenommen, wird das Brot gebrochen. Darauf isst jedes seinen Anteil.

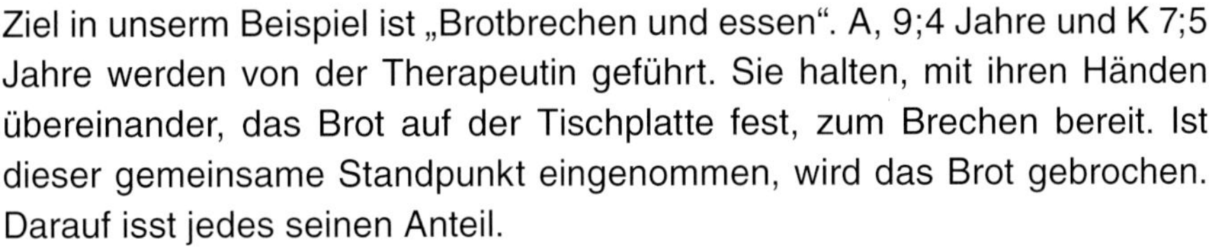

Interpretation

Das gemeinsame Ziel „Brot brechen“ bestimmt die Aktivität der Hände und bildet so den Kern des gemeinsamen Standpunktes: A hält das Brot – sie kann dazu die direkte Informationsquelle zwischen ihren Händen/Brot benützen. K legt ihre beiden Hände auf die Hände von A. Diese bilden den Stab, durch den K das Brot auf der festen Tischplatte spürt – eine indirekte Informationsquelle.

3.2.2 Interaktion mit Umweg

Sich zum gemeinsamen Arbeitsort fortbewegen ist ein Umweg.

Video von zwei Patienten: rutschen auf der Bank in die Nische (Affolter & Bischofberger, 2016), zum gemeinsamen Arbeitsort

Situation und Verlauf

Zwei Patienten (P1 und P2) sitzen auf einer langen Eckbank im vertrauten Arbeitszimmer. Sie sollen in die Ecke/Nische der Bank rutschen, um dort gemeinsam eine Gurke, die sichtbar vor ihnen auf dem Tisch liegt, für die Pause zu brechen.

Die Therapeutin setzt sich neben den ersten Patienten (P1), der sich am weitesten weg von der Nische befindet. Sie drückt den ersten Patienten in Richtung der Nische, ohne etwas zu sagen. Dieser gibt Gegendruck und scheint nicht zu verstehen.

Interpretation

Das Drücken der Therapeutin wird vom ersten Patienten als Widerstandsveränderung wahrgenommen. Beim Erspüren dieser Widerstandsveränderung durch den ersten Patienten sind Stufen der Bildung von Hypothesen interpretierbar. Eine erste Art von Hypothese äußert sich durch einen Gegendruck des Patienten: „Du drückst mich, also drücke ich dich auch…“ Die Therapeutin drückt stärker – P1 mit Gegendruck ebenfalls… doch fast plötzlich hört P1 auf zu drücken. Wir interpretieren: P1 verändert seine Hypothese: „Ich soll rutschen… zu einem anderen Ort.“ Sein Verhalten wird angepasster, er drückt den zweiten Patienten, und die Hypothese: „Wir rutschen miteinander“ kann erstellt werden. Die Therapeutin und die zwei Patienten beginnen in die gleiche Richtung zu rutschen. Der gemeinsame Standpunkt ist eingenommen. Der verspannte ärgerliche Gesichtsausdruck vom ersten Patienten wird gelöst, und schließlich sitzen alle drei entspannt dicht nebeneinander gedrückt in der Nische der Bank.

Video von zwei Patienten: brechen Gurke und essen davon

Situation und Verlauf

Am Arbeitsort in der Nische angekommen legt einer der Patienten – geführt von der Therapeutin – seine Hände auf die Hände des andern Patienten und gemeinsam wird die Gurke gebrochen (gemeinsamer Standpunkt). Jeder isst ein Stück der Gurke.

Interpretation

Dank des eingenommenen gemeinsamen Standpunktes sind alle Hände an der Gurke und mit gemeinsamer Anstrengung wird die Gurke gebrochen – das Ziel ist erreicht. Alle scheinen zufrieden, als sie ihr Gurkenstück essen.

In der folgenden neuen Situation benötigt V eine Schürze, auch das ist ein Umweg.

13 A

Video von zwei Patienten B und V: B zieht V Schürze an

Situation und Verlauf

Das Ziel der Arbeit von B ist gemeinsam mit V „Peperoni brechen“ und nachher diese kochen. V benötigt dazu eine Schürze. B wird von seinem Lehrer zur Schürze geführt. B ergreift diese und beginnt sie anzuziehen.

Der Lehrer hindert ihn daran, B zögert, der Lehrer faltet mit B die Schürze zusammen, hält das Bündel an den Bauch von B und versucht ohne Worte, B in Fortbewegung zu versetzen Richtung V. B zögert kurz, blickt umher und bewegt sich dann auf V zu.

Interpretation

B holt die Schürze. Seine Hypothese: „Ich brauche eine Schürze.“ Der Lehrer hindert ihn daran die Schürze anzuziehen. Er hält mit B die Schürze an dessen Bauch fest. B ändert seine Hypothese: „Ich soll die Schürze nicht anziehen.“ Geführt transportiert er die Schürze und zieht sie dann V an.

Diese neuen Informationen, die Schürze gegen den Bauch und sich in Richtung V fortzubewegen, erlauben ihm, eine neue Hypothese zu bilden.

B muss einen Umweg in seinem Vorhaben machen, um sich in den Standpunkt des andern zu versetzen.

Video von zwei Patienten B und V: Peperoni brechen

Situation und Verlauf

B und V sitzen auf dem Boden, mit dem Rücken an der Wand, V in der Nische, B eng neben V. V spricht und spricht. B führt die Hände von V, ergreift mit ihm die Peperoni und bricht diese mit ihm, mit Erfolg. V wird dabei still.

Interpreation

V sitzt in der Nische auf dem Boden. B führt ihn beim Brechen der Peperoni. V wird still.

Wir interpretieren: V erhält taktile Information dank der Nische, die er mit dem ganzen Oberkörper berührt, und auch dank des Brechens der Peperoni zwischen seinen Händen und der Peperoni.

B sitzt eng neben V. B spürt so die Nische durch V als Stab, indirekte Quelle der Information. So kann B mit den Händen von V die Peperoni umfassen und so die Peperoni brechen. Mit Erfolg – und ohne dass V dabei spricht (wichtiges Anzeichen, dass beide sich auf die taktile Information ausrichten).

3.3 Langzeitbeobachtung

Diese Studie (Flück & Oreiller, 2015) basiert auf Beobachtungen über eine Periode von drei Jahren von einem Kind F, das große Verhaltensschwierigkeiten zeigt.

Diese Beobachtungen basieren auf Videos der therapeutischen Arbeit und werden ergänzt von Beobachtungen aus dem Alltag. Diese Videos sind in einem regelmäßigen Abstand aufgenommen worden. Sie wurden neu gruppiert und pro Jahr analysiert.

Das Kind wurde in zwei Arten von Therapiesituationen aufgenommen: individuell und sozial.

Von diesen Videosequenzen haben wir einige Sequenzen ausgewählt und Zeichnungen davon gemacht, die uns erlauben, Wahrnehmungsleistungen zu analysieren, das heißt, zu beobachten und zu interpretieren, ob sich das Kind taktilen Informationsquellen zuwenden kann.

Wir zeigen in dieser Studie Zeichnungen, entnommen aus vier Videosequenzen:

die Wurzel *(Zeichnungen 1a und 1b)*
soziale Interaktion *(Zeichnungen 2a, 2b, 2c)*
zurück zur Wurzel *(Zeichnungen 3a und 3b)*
soziale Interaktion *(Zeichnungen 4a und 4b)*

3.3.1 Anamnese

Im Alter von 3 Jahren zeigte F Sprach- und Kommunikationsstörungen (Auszug aus Kinderakte der Schule). Im Alter von 7 Jahren wurde F als ein Kind mit Autismus (autistisches Spektrum) diagnostiziert (Auszug aus den ärztlichen Akten).

Im Alter von 9 Jahren wurde er wegen schwerer sozialer Schwierigkeiten einer Affolter-Therapeutin zugewiesen. Sie arbeitete während elf Monaten ausschließlich individuell mit ihm „an der Wurzel" (AFFOLTER, 1987). Anschließend hat sie soziale Situationen, Arbeit „an den Ästen" (AFFOLTER, 1987), in die Therapie miteinbezogen sowie die individuelle Arbeit an der Wurzel fortgesetzt.

Dieses Arbeiten an der Wurzel erlaubte F taktile Interaktionserfahrungen zu machen in Alltagsgeschehnissen innerhalb einer Sonderklasse. So konnte er sein taktiles Repertoire erweitern.

Diese Erfahrungen helfen ihm, seinen Körper und seine Umwelt besser kennenzulernen als Voraussetzung für seine soziale Kompetenz.

3.3.2 Beschreibung der Behandlung

In den ersten Monaten der Behandlung arbeitete die Therapeutin „an der Wurzel" (AFFOLTER, 1987).

3.3.2.1 Arbeit an der Wurzel

Sie arbeitet individuell mit F in Alltagsaktivitäten, insbesondere Küchenaktivitäten. F lässt sich nicht berühren, schreit. Er spricht fast ununterbrochen ohne Bezug zur Handlung. Er arbeitet einhändig und in der Luft, ohne die stabile Unterlage einzubeziehen. Er erscheint aktiv, die Aktivitäten haben aber kaum etwas mit dem Ziel zu tun.

Drei Monate nach seiner Ankunft an der Schule wurde folgende Erfassung im Rahmen einer Küchenaktivität zu Beginn seiner Behandlung gemacht.

Allgemeine Situation der Arbeitssequenzen 1a und 1b (siehe Zeichnungen)

F sitzt am Tisch, die Therapeutin sitzt hinter ihm. Die Therapeutin, der Kameramann und die Räumlichkeiten sind ihm bekannt. Das Ziel ist zunächst eine Dose mit Zucker zu füllen, um anschließend einen Kuchenteig zu machen.

Sequenz 1a

Situation

Auf dem Tisch stehen eine leere Schale, ein volles Zuckerpaket und eine durchsichtige Dose, in der noch einige Zuckerkörnchen sind. Die Dose ist mit einem Deckel versehen, der eine kleine Öffnung hat.

Verlauf

Die Therapeutin möchte F führen, um den Deckel der Dose zu entfernen. F schaut die Dose an und sieht, dass noch etwas Zucker in der Dose ist. Er verbalisiert, dass er die Dose ganz ausleeren möchte, ergreift die Dose und leert sie über der Schale aus.

<u>*Zeichnung 1a*</u>

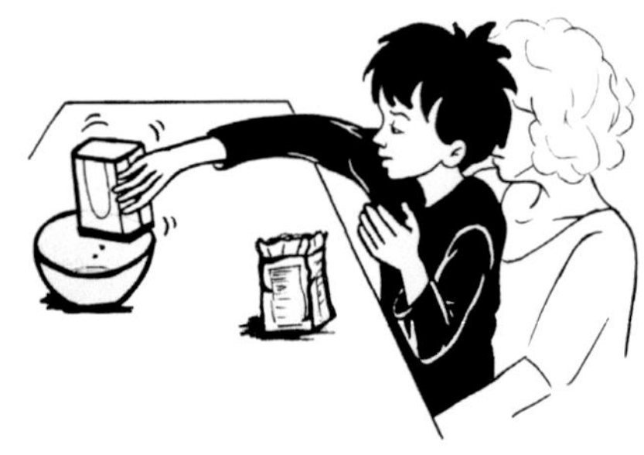

F hält die Dose mit der rechten Hand, Arm ganz angespannt, schüttet die Dose mit heftigen Bewegungen über der Schale aus und schaut genau hin. Man hört einige Zuckerkörnchen auf den Deckel der Dose auftreffen, einige Körnchen fallen in die Schale.

Sein linker Arm ist angewinkelt, der Ellbogen ist in der Luft, die Finger sind angespannt zusammengedrückt und der Daumen abgespreizt.

Der Ellbogen berührt den Tisch nicht.

<u>*Sequenz 1b*</u>

Situation

Die leere Zuckerdose und der Deckel sind vor F. An seinem Körper – auf der rechten Körperseite – hält F ein volles Zuckerpaket fest, das etwas geöffnet ist.

Verlauf

Die Therapeutin versucht, mit ihm zusammen das Zuckerpaket ganz zu öffnen. F leckt zwei Finger seiner linken Hand voller Zucker ab und sagt: „Öffne das Paket, mach du es selber." Die Therapeutin öffnet das Paket selbst und legt ihre linke Hand auf die von F, um gemeinsam die leere Zuckerdose vom Tisch zu nehmen.

Zeichnung 1b

In dem Augenblick spannen sich seine Hand, sein Arm und sein ganzer Körper an, er stößt die Hand der Therapeutin brüsk zurück und schreit: „Hör auf!" („Arrête!") „Mach ganz langsam!" („Fais tout doucement!")

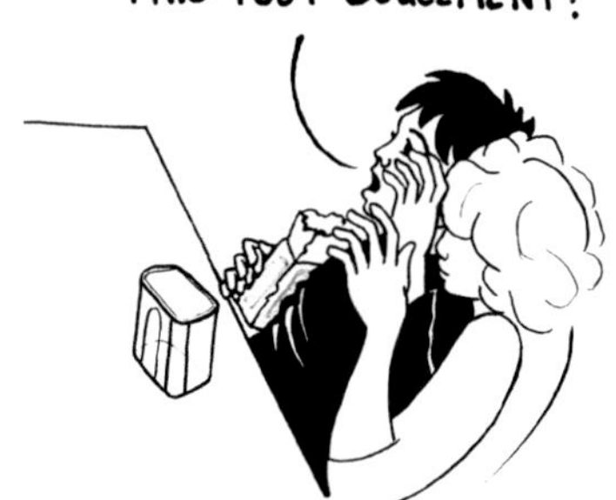

Interpretation der Sequenzen 1a und 1b

In der Sequenz 1a sollte F die Zuckerdose füllen. Er ist sehr angespannt. Er lässt sich nicht führen. Er ist ganz darauf ausgerichtet die letzten Zuckerkörnchen aus der Zuckerdose zu entfernen.

Indem er die Zuckerdose heftig schüttelt, versucht er die Zuckerdose ganz zu leeren, dabei schaut er intensiv auf die Zuckerdose und scheint auf die Geräusche zu achten, die die restlichen Zuckerkörnchen in der Dose machen. Wir interpretieren, dass in dieser Situation der visuelle und auditive Input überhand nehmen.

Er setzt den Tisch nicht als Unterlage ein. Er sucht keine taktile Informationsquelle. Indem er die Dose heftig schüttelt, kreiert er kinästhetische Informationsquellen (Informationsquellen in den Gelenken, Bändern und Muskeln). Dies erhöht seine Körperspannung noch zusätzlich.

In der Sequenz 1b sollte F die leere Zuckerdose mit der linken Hand nehmen und Zucker einfüllen. In Wirklichkeit ist er ganz mit dem Ablecken des Zuckers von seinen Fingern beschäftigt.

Die Therapeutin kann ihn nicht führen und zur gewünschten Interaktion bringen. In dieser Situation bewegt sich alles, der Körper von F, das Zuckerpaket bildet auch nicht genügend Widerstand. F wendet sich mehr und mehr seinen kinästhetischen Informationsquellen zu, er wird immer gespannter, stößt die Hand der Therapeutin, die mit ihm die Dose holen will, heftig zurück und schreit: „Hör auf!" („Arrête!") „Mach ganz langsam!" („Fais tout doucement!")

Wir interpretieren: Das Fehlen der Stabilität (wenn alles sich bewegt) in der Interaktion führt zu einem Mangel an gespürter Information. Es ist also nicht überraschend, dass das Kind sich wehrt geführt zu werden.

3.3.2.2 Ein Ast, die soziale Interaktion

Nach elf Monaten individueller Therapie und einem Monat sozialer Interaktion wurde eine neue Situation analysiert. F und sein Kamerad Y sollen zusammen eine Gemüsetorte machen in einer gemeinsamen Platte.

Allgemeine Situation der Sequenzen 2a, 2b und 2c (siehe Zeichnungen)

F sitzt an einem Tisch, gegenüber seinem Klassenkameraden Y, der von der Therapeutin geführt wird. Eine Schüssel und eine mit Teig belegte Platte sind auf dem Tisch zwischen den beiden Kindern. Zum ersten Mal soll F mit Y zusammen eine gemeinsame Gemüsetorte machen, F wehrt sich mit Y zusammen zu arbeiten.

Die Therapeutin, der Kameramann, Y und die Räumlichkeiten sind F bekannt.

Verlauf

Rüben- und Zuchettistücke sind bereits auf dem Teig in der Platte verteilt.

F schaut zu, wie Y eine Rübe bricht und die Hälfte F anbietet, damit dieser das Rübenstück auf den Kuchenteig lege.

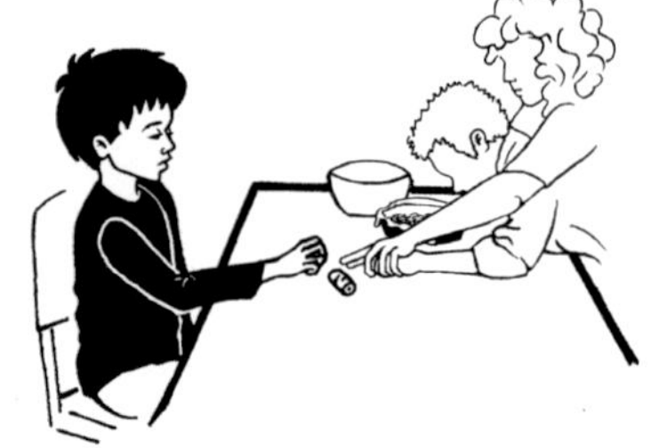

Zeichnung 2a

Y schiebt das Rübenstück auf dem Tisch in Richtung von F. F bewegt sich nicht, seine rechte Hand liegt auf dem Tisch. Er schaut in Richtung des Rübenstücks.

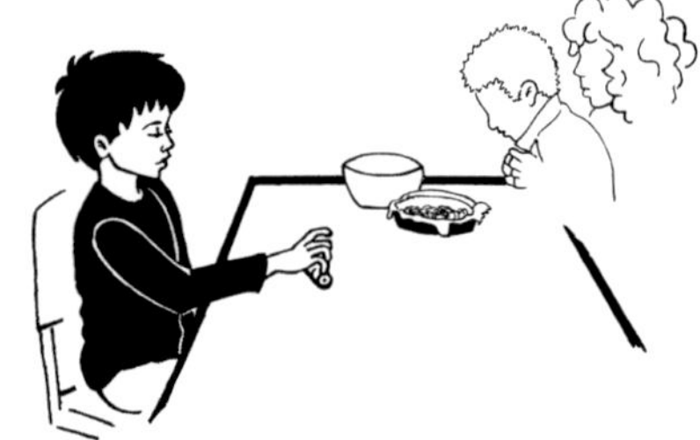

Zeichnung 2b

F berührt das Rübenstück, welches Y ihm hinstreckt. F ergreift das Rübenstück mit den Fingerspitzen, ohne den Tisch zu berühren, weder mit den Fingern noch mit der Hand.

Zeichnung 2c

F hält das Rübenstück, schaut zur Platte und wirft es in Richtung Platte. Das Rübenstück fällt unvermittelt in die Platte und von dort zurück auf den Tisch.

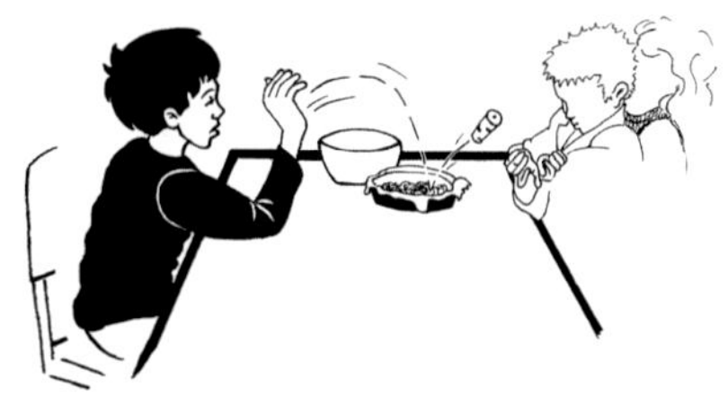

Interpretation der Sequenzen 2a, 2b und 2c

Das Ziel: beide Kinder bereiten gemeinsam einen Gemüsekuchen vor. Geplant ist folgender Verlauf:

Y bricht die Rübe, gibt F die Hälfte. F ergreift diese, legt sie auf den Teig und lässt sie dort los.

Doch was geschieht? F ergreift die ihm von Y gereichte Rübe und wirft sie auf den Teig, welcher sich in der Platte befindet, und das Stück springt zurück auf den Tisch.

F gelingt das Erfassen des Rübenstücks, aber er lässt das Zusammenbringen von Rübe mit Teig aus.

Um das Rübenstück mit dem Teig zusammenzubringen, muss sich F mit direkten und indirekten taktilen Informationsquellen auseinandersetzen (Affolter & Bischofberger, 1999).

Er kann das Rübenstück loslassen, aber nicht mit dem Teig auf der Platte zusammenbringen, weil das verlangt, eine indirekte taktile Informationsquelle zwischen Rübenstück und Teig in der Platte zu finden.

Um loszulassen, kann er sich einer kinästhetischen Quelle zuwenden und so einen schnellen Kontrast in den Gelenken der Finger und der Faust bilden. Das Loslassen wird so zum Werfen.

Er kann loslassen, aber er kann das Rübenstück nicht auf dem Teig ablegen, weil er sich nicht auf eine indirekte Informationsquelle zwischen Rübe und Teig ausrichten kann.

Visueller und kinästhetischer Input sind vorherrschend für F.

Folgerung für die Fortsetzung der therapeutischen Arbeit

Fortsetzung der Arbeit an der Wurzel, Voraussetzung für die Verbesserung von Wahrnehmung, insbesondere des Erwerbs der indirekten taktilen

Informationsquelle mit Anwendung des „Stabphänomens“ (Gibson, 1966), unerlässliche Voraussetzung zur Entwicklung der sozialen Interaktionen (Affolter & Bischofberger, 1999).

Die sozialen Interaktionen verlangen, dass man sich indirekten gespürten Informationsquellen zuwenden kann, wenn man einen Gegenstand einer anderen Person übergibt, denn es ist notwendig, dass man den Körper des andern durch den Gegenstand erspüren kann. So wechselt der Gegenstand von einem zum andern Ort, vom Sender zum Empfänger. F hat diese Leistung noch nicht.

3.3.2.3 Zurück zur Wurzel

Nach weiteren 20 Monaten Arbeit an der Wurzel, bereitet F Zutaten für eine Pizza zu.

Allgemeine Situation der Sequenzen 3a und 3b (siehe Zeichnungen)

Im vertrauten Rahmen einer Küchenaktivität sitzt F auf einem Stuhl mit einer Rückenlehne, vor ihm ein Tisch, der an einer Wand steht. F berührt die Wand mit seiner linken Körperseite. Vor ihm auf dem Tisch befinden sich die Champignons.

Vertraut sind die anwesenden Personen – Therapeutin, die ihn hin und wieder führt, Mitschüler Y im Hintergrund, welcher spricht, Kameraperson – und Räumlichkeiten. Ziel: Schneiden von Champignons zur Vorbereitung einer Pizza.

Sequenz 3a

Situation

Die Therapeutin steht hinter ihm und führt ihn beim Schneiden der Champignons.

Verlauf

F schneidet Champignons. Seine linke Hand hält einen Champignon auf dem Tisch als Unterlage fest, sein ganzer Unterarm ist auf dem Tisch abgelegt. Seine linke Körperseite lehnt gegen die Wand. Das Messer, welches er mit der rechten Hand hält, ist auf dem Champignon, sein rechter Vorderarm liegt auf dem Tisch.

Die Therapeutin steht hinter ihm und führt seine Hände.

Zeichnung 3a

F hält einen Champignon mit seiner linken Hand und schneidet diesen mit dem Messer in seiner rechten Hand. Er ist mit seiner linken Körperseite gegen die Wand gelehnt und sein linker Unterarm liegt auf dem Tisch. Er spricht nicht.

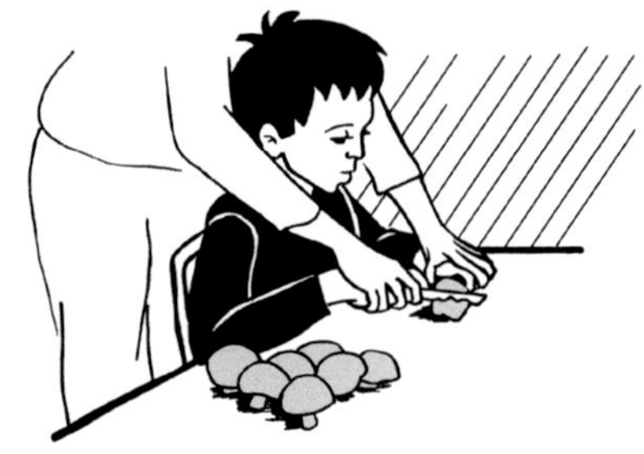

Sequenz 3b

Situation

F schneidet selbständig einen Champignon.

Verlauf

F. fährt fort mit Schneiden der Champignons. Er sagt einige Worte, die im Zusammenhang mit der Tätigkeit stehen.

Zeichnung 3b

Seine Unterarme liegen auf dem Tisch.
Er berührt regelmäßig die Wand auf der linken Körperseite.
Er schaut, was er macht beim Schneiden der Champignons auf dem Tisch.
Er hält das Messer mit der rechten Hand.

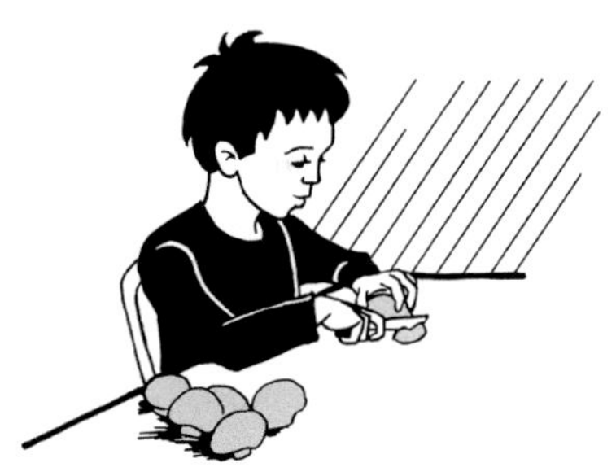

Interpretation der Sequenzen 3a und 3b

Wir stellen die Hypothese auf, dass sich F der taktilen Information zuwenden kann (Affolter & Bischofberger, 1999).

Dies zeigt sich in seinem veränderten Verhalten: Seine Bewegungen sind weniger hektisch, er arbeitet eifrig, er wird still und, wenn er spricht, ist dies in Verbindung mit dem, was er macht.

F kann geführt werden, er benützt die stabile Unterlage des Tisches, die stabilen Seiten des Stuhls und der Wand. Er setzt seine beiden Hände komplementär ein.

Er kann sich indirekten Informationsquellen zuwenden (Spüren des Champignons durch die Klinge des Messers, „Stabphänomen“) und somit ein Werkzeug gebrauchen. Er gelangt zum Verständnis für komplexere topologische Beziehungen (Messer „auf“ und dann „durch“ Champignon).

3.3.2.4 Fortschritte in gespürter sozialer Interaktion

Nach 21 Monaten individueller Arbeit an der Wurzel und 10 Monaten sozialer Interaktion, hilft F zum ersten Mal eine Kameradin anzuziehen.

Allgemeine Situation der Sequenzen 4a und 4b: (siehe Zeichnungen)

Nach dem Baden beim Anziehen im Umkleideraum hilft F zum ersten Mal einer Kameradin N, die Jacke anzuziehen. Vertraut für F sind Räumlichkeiten, N und die Therapeutin, die Kameraperson.

Mithilfe beim Jacke anziehen ist neu für F.

Sequenz 4a

Situation

N, Kameradin von F, verlässt das Schwimmbad. Sie hat sich, geführt von der Therapeutin, angezogen und sitzt jetzt in einer „Nische“ auf einer Bank im Umkleideraum. F steht vor seiner Kameradin N., die Therapeutin ist hinter ihm.

Verlauf

Die Therapeutin führt F zum Teil beim Anziehen der Jacke bei seiner Kameradin N.

Zeichnung 4a

F zieht den linken Ärmel über den linken Arm von N.

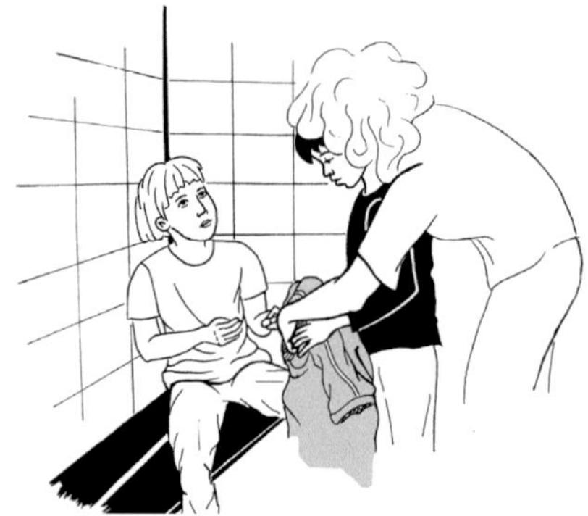

Sequenz 4b

Situation

F setzt sich neben N, die in der Nische sitzt. F spürt so über N als Stab die Nische, die Therapeutin sitzt neben F.

Verlauf

F wird immer noch teilweise geführt. Er zieht den linken Ärmel über den Arm hoch bis zur Schulter und zieht sie hinter dem Rücken zur anderen Schulter.

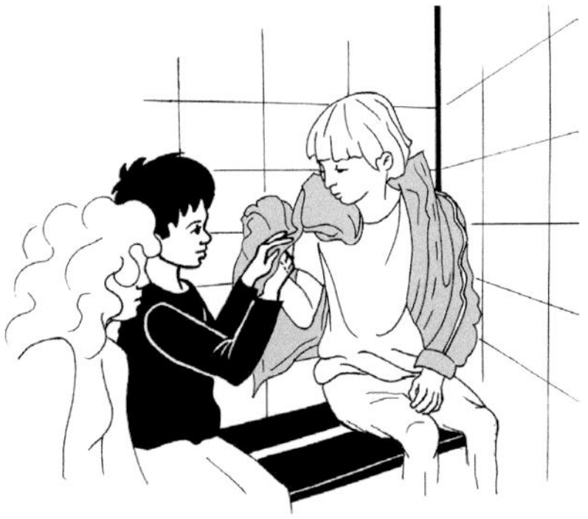

Zeichnung 4b

F, jetzt allein, zieht den rechten Ärmel über die rechte Schulter von N.

Interpretation der Sequenzen 4a und 4b

F lässt sich berühren und kann so geführt werden. Er berührt andere, wenn nötig bei einer Interaktion „Jacke anziehen". Er kann sich einer indirekten taktilen Quelle zuwenden wie hier zwischen Jacke und Körper von N. Er kann eine Abfolge organisieren, um ein Ziel zu erreichen. So hilft er mit Erfolg N die Jacke anzuziehen.

Er beginnt den Standpunkt des andern einzunehmen in einer sozialen Interaktion. Er spricht kaum mehr und kann um Hilfe bitten, wenn etwas schwierig wird.

Indem man mit F. an der Wurzel arbeitet in alltäglichen gespürten Interaktionen, lernt er die Umwelt mit seinem ganzen Körper zu berühren.

Während F die Champignons schneidet, sitzt er auf einem Stuhl mit Rückenlehne. Er berührt mit seinem Rücken die Stuhllehne. Seine linke Körperseite berührt die Wand. Seine Unterarme und seine Hände sind auf dem Tisch und er sucht somit die stabile Unterlage des Tisches (Affolter & Bischofberger, 2016).

So kann er seinen Körper und seine Umwelt entdecken und erspüren.

Um den Champignon zu schneiden, stabilisiert er den Champignon mit seiner linken Hand auf dem Tisch, der Unterarm liegt auch auf dem Tisch. Mit der rechten Hand hält er das Messer.

So setzt er die beiden Hände komplementär ein.

Beim Schneiden der Champignons bewegt sich das Messer „auf" und „durch" den Champignon. Die Stabilität des Champignons erlaubt F zu merken, dass er schneidet (siehe „Relativität der Wahrnehmung", in AFFOLTER & BISCHOFBERGER, 2000/2007), d. h. er spürt die Bewegung der Klinge durch den Champignon.

Um die Champignons in angemessener Art zu schneiden, muss sich F der indirekten taktilen Quelle zuwenden – er muss das Messer „durch" den Champignon spüren, „Stabphänomen". Für die sozialen Beziehungen sind die indirekten Quellen unerlässlich. Wenn F N hilft, die Jacke anzuziehen, muss er gewisse Körperteile von N berühren. Das bedeutet, dass er Spürinformation aus einer indirekten taktilen Quelle zwischen Jacke und Körper von N erhält, dort, wo sich die Jacke und der Körper von N berühren.

Wir fassen zusammen

Studien bei gesunden und sinnesgeschädigten Kindern und bei Kindern mit Wahrnehmungsstörungen erlauben die Annahme, dass gespürte Interaktionserfahrungen im Alltag die Wurzel der individuellen und sozialen Entwicklung darstellen (AFFOLTER & BISCHOFBERGER, 2000/2007).

So ist auch der gespürte Input aus alltäglichen Interaktionen unerlässlich für die Entwicklung des Gehirns.

Folglich ist die Arbeit an der Wurzel ein unerlässlicher Teil der Behandlung, um Fortschritte zu erzielen, nicht nur in der kognitiven Entwicklung und in der Wahrnehmungsentwicklung, sondern auch in der sozialen Entwicklung.

Um erfolgreich N die Jacke anzuziehen, muss F den Körper von N durch die Jacke wahrnehmen (indirekte Quelle zwischen Jacke und Körper von N).

Indem er seinen eigenen Körper entdeckt und den Körper des andern, beginnt er zu verstehen, dass der andere existiert, dass man mit ihm eine Beziehung aufnehmen und mit ihm kommunizieren kann. Er kann so besser verstehen, was geschieht, und versuchen sein Verhalten seiner Umwelt anzupassen, um harmonischere soziale Beziehungen herzustellen.

4 Schlussfolgerung

Die Beobachtungen der Entwicklung des Kindes im Alltagsleben lassen die Annahme zu, dass gespürte Information unerlässlich ist für die Entwicklung der Organisation des Gehirns. Diese ist unter anderem notwendig für das Gelingen der sozialen Interaktion. Problemlösen hilft dieser Organisation. So erlaubt die Wahrnehmung der Umwelt dem Kind immer komplexere Interaktionen. Gespürte soziale Interaktionen werden möglich, bis es dem Kind gelingt, den Standpunkt eines anderen einzunehmen.

Referenzen

AFFOLTER, F. (1987). Wahrnehmung, Wirklichkeit und Sprache. Villingen-Schwenningen: Neckar-Verlag.

AFFOLTER, F. & BISCHOFBERGER, W. (1999). Lernen im Alltag – Apprendre dans la vie de tous les jours. APW-Informationsblatt, Nr. 5.

AFFOLTER, F. & BISCHOFBERGER, W. (2007). Nichtsprachliches Lösen von Problemen in Alltagssituationen bei normalen Kindern und Kindern mit Sprachstörungen. Villingen-Schwenningen: Neckar-Verlag. (englisches Original 2000)

AFFOLTER, F. & BISCHOFBERGER, W. (2013). Von der Wurzel zu den Ästen – Teil I: Gespürtes Wirken in der Wirklichkeit. Villingen-Schwenningen: Neckar-Verlag.

AFFOLTER, F. & BISCHOFBERGER, W. (2016). Die Nische. Villingen-Schwenningen: Neckar-Verlag.

AFFOLTER, F., BISCHOFBERGER, W., FISCHER, L., HOFFMANN, W., LINZMEIER, S., OTT-SCHINDELE, R., PESCHKE, V., STÖHR, S., STRATHOFF, S. & TRARES, M. (2009). Erfassung der Wirksamkeit gespürter Interaktionstherapie bei der Behandlung von Patienten mit erworbener Hirnschädigung. Neurologie und Rehabilitation. 15(1):12. 12–18.

AFFOLTER, F., BISCHOFBERGER, W., HOFER, A. & NEUWEILER, M., (2011). Wurzelwerk. Villingen-Schwenningen: Neckar-Verlag.

BERNSTEIN, N. A. (1963). The co-ordination and regulation of movements. New York: Pergamon Press.

FLÜCK, C. & OREILLER, M.-C. (2015). Interaction tactile et développement des relations sociales. Manuscript non publié soumis à Arbeitsgemeinschaft pro Wahrnehmung (APW) pour obtenir le statut de directeur de cours. St. Gallen: APW.

GALLESE, V., KEISERS, C. & RIZZOLATTI, G. (2004). A unifiying view of the basis of social cognition. Trends in Cognitive sciences. 8(9). 396–403.

GIBSON, J. J. (1966). The senses considered as perceptual systems. Boston: Houghton, Mifflin and Harcourt.

HEISENBERG, W. (1927). Über den anschaulichen Inhalt der quantentheoretischen Kinematik und Mechanik. Zeitschrift für Physik, 43, p. 127.

HORN, E. & GISI, L. M. (Hrsg.) (2009). Schwärme – Kollektive ohne Zentrum. Eine Wissensgeschichte zwischen Leben und Information. Bielefeld: transcript.

LORENZ, K. (1963). Das sogenannte Böse. Wien: Borotha-Schöler Verlag.

Lorenz, K. (1973). Die Rückseite des Spiegels. München: Schwabe.

LORENZ, K. (2003). Das Jahr der Graugans. München: dtv (Neuausgabe).

PAWLOW, I. P. (2012). Die höchste Nerventätigkeit von Tieren. Saarbrücken: VDM.

PIAGET, J. (1969/1945). Nachahmung, Spiel und Traum. Stuttgart: Klett. (Original 1945 in Französisch veröffentlicht.)

PIAGET, J. (1971). Biology and Knowledge. Chicago: University of Chicago Press.

PORTMAN, A. (1950). Riten der Tiere. Eranos-Jahrbuch, 1950, 19: 357–401.

SKINNER, B. F. (1973). Science and Human Behavior. München: Kindler.

SPITZ, R. (1996). Vom Säugling zum Kleinkind. Naturgeschichte der Mutter-Kind-Beziehungen im ersten Lebensjahr. Stuttgart: Klett-Cotta.

STROGATZ, S. (2003). Sync: The emerging science of spontaneous order. New York: Hyperion.